Checklisten für
Ausbildung und praktische Anleitung im Rettungsdienst

# Inhalt

## Nr. 1 Vorwort und Verwendung

**Liebe Anwenderinnen und Anwender,**

Sie erhalten mit dieser Checklistensammlung sofort einsetzbare, handlungsorientierte Vorbereitungs- und Umsetzungshilfen für Ihre Ausbildungstätigkeit in Theorie und Praxis auf der Lehrrettungswache oder in der Klinik.

Übersichtlichkeit und Praxistauglichkeit erhalten den Vorzug gegenüber Detailtiefe und differenzierten Erklärungen.

Viel Freude bei der Anwendung wünschen

Michael Grönheim
Geschäftsführer
intellexi

Charlotte Kemperdick
Pressesprecherin
intellexi

Nr. 2

## Checklisten sind gemacht für IHRE

**A** usdrucksstark und pragmatisch

**U** niversell verwendbar

**S** trukturiert aufgebaut

**B** ildungsarbeit erleichternd

**I** nitial der eigenen Vorbereitung dienend

**L** esbar

**D** urchdacht

**U** nabhängig einsetzbar

**N** achhaltig und wiederverwendbar

**G** enau und auf den Punkt gebracht

☑ einfach abhaken
(wasserlöslichen Folienstift verwenden!)

## Nr. 3 Ausbildungsorganisation auf der Wache

Folgende Rahmenbedingungen sind frühzeitig zu klären:

- ☐ Ansprechpartner (wer / für was)
- ☐ Kontakt- / Meldewege, Feedbackprozess
- ☐ Kompetenzen und Befugnisse von Ausbildern und Auszubildenden (Vertrag)
- ☐ Stellenbeschreibungen für Ausbilder
- ☐ regelmäßige Ausbilderbesprechungen
- ☐ Struktur und Ablauf der Ausbildung (Lehrjahre, Gespräche, Prüfungen)
- ☐ Ausbildungsdokumentation (Umfang, Zugriff, Reflexion)
- ☐ Schnittstellen (insb. Schule, Praxisbegleiter, ÄLRD, Personal- und Betriebsleitung etc.)

## Nr. 4 Organisatorischer Rahmen

- ☐ Einladung (Vorabhinweise, Anmeldung)
- ☐ Teilnehmerzahl (min.: .......... / max.: ..........)
- ☐ Raum (Größe, Sitzordnung)
- ☐ Zeit (Ablauf, Programm und Pausen, Zeitpuffer)

  Gesamtzeit: .............. – ..............

  Pausen: .............. / .............. / ..............
- ☐ Catering (Atmosphäre, Service)
- ☐ Ansprechpartner vor Ort:

  ..........................................................................................
- ☐ Vorgaben (rechtlich / medizinisch / taktisch)
- ☐ Lehraussagen (Aktualität, bekannt, leitlinienkonform, abgestimmt)
- ☐ Material, Verbrauchsgüter / Medien (Funktionstests erfolgt, Reserve vorhanden)
- ☐ Ausbildungsdokumentation (WAS durch WEN?)

## Nr. 5 Ausbildungsdokumentation

- ☐ Form (auch digital) / Ablage / Zugriff
- ☐ Lehrgangs- / Lernort, Lernsituation
- ☐ Ausbilder (Name) / Qualifikation
- ☐ Zeit (Unterrichtseinheiten / Zeitstunden)
- ☐ vermittelte Themen (stichwortartig)
- ☐ Teilnehmer (Namen, Anzahl, Fehlzeit)
- ☐ Lernbilanz (Inhalte, Form, Ergebnis)
- ☐ Lernauftrag (was, bis wann, Form)
- ☐ Bezug zu Lernfeld / Rahmenlehrplan
- ☐ Rücksprachen (wer, warum, wann)
- ☐ Unterschriften (*aller* Lernpartner)

⚠ Standardisierte, wiederverwendbare Vorlage nutzen!

## Nr. 6 Adressatenanalyse

- ☐ Teilnehmerzahl, Arbeitsort, Arbeitgeber, Altersstruktur (Generation)
- ☐ Erwartungen / Bedürfnisse
- ☐ Vor- und Einsatzerfahrung
- ☐ bisherige Lern- / Arbeitsentwicklung
- ☐ methodische Fähigkeiten
- ☐ fachliches Vorwissen / Qualifikation
- ☐ persönliche Motivation und Zielsetzung
- ☐ aktuelle und künftige Bedeutung des Ausbildungsinhalts (Dynamik?)
- ☐ aktuelles Ereignis (Belastung, Störung)

⚠ Möglicher Einstieg beim Kennenlernen:

»Was muss passiert sein, damit Sie heute zufrieden nach Hause gehen?«

## Nr. 7 Ausbilderverhalten

- ☐ motivierend
  - *Zugangs*motivation (Erwartungen abfragen)
  - *Unterrichts*motivation (teilnehmerorientiert)
  - *Abschluss*motivation (Transfer, Lob, Dank)
- ☐ kommunikativ-rhetorisch (variieren!):
  - Blickkontakt / Fragen und Zuhören
  - Gestik (Hand!) + Mimik (Lächeln!)
  - Lautstärke, Betonung, Tonfall
  - Körperhaltung + Bewegung im Raum
- ☐ wertschätzend (»DU bist mir wichtig!«):

  Ausbildung »auf Augenhöhe«
  + Lerntipps geben

⚠ Flexibel sein und individuell auf den Lernpartner einstellen.

## Nr. 8 Wirkungssystem Ausbildung

☐ »Alles hängt mit allem zusammen!«

☐ *Eine* Veränderung in einem Faktor bedingt Veränderungen im gesamten System.

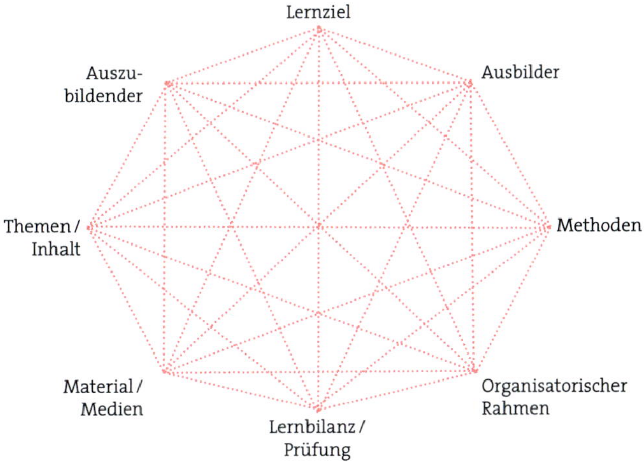


☐ Zu allen acht Elementen Notizen machen!

## Nr. 9 Wirkungssystem Ausbildung – Notizen

Lernziel:

Lernbilanz / Prüfung:

Auszubildender:

Ausbilder:

## Nr. 10 Wirkungssystem Ausbildung – Notizen

Thema / Inhalt:

Methoden:

Material / Medien:

Organisatorischer Rahmen:

## Nr. 11 Unterrichtsverlaufsplanung

- ☐ Hintergrundinformationen (nur bei Bedarf genutzt, z. B. §§ / Quellen)
- ☐ Methoden (WIE möchte ich vorgehen?)
- ☐ Medien (WIE und WOMIT möchte ich die Inhalte nach Lernziel visualisieren?)
- ☐ Zeit (kleinschrittig in Min. je Abschnitt)
- ☐ Inhalte (= ALLES, stichwortartig, WAS wird detailhaft vermittelt, auch Fragen)
- ☐ schriftlich vorbereitet
- ☐ enthält immer:
  - Lernziel
  - Lernsituation
  - Erwartungen
  - Lernbilanz
  - Feedback

⚠ Ideal: Darstellung in Spalten / als Tabelle. »Unterricht« = alle Bildungsaktivitäten am Lernort (Theorie- / Praxisvermittlung)

Nr. 12

## Feinlernziel

- ☐ gibt Struktur und Hinweis auf Lernbilanz / Prüfung und ist

  **S pezifisch** (konkret, detailliert)

  **M essbar** (überprüfbar)

  **A ttraktiv** (motivierend)

  **R ealistisch** (zu schaffen / machbar)

  **T erminiert** (klare zeitliche Grenze: bis wann)

- ☐ bekannt geben, dafür operationalisieren (und ggf. visualisieren):

  *»Nach dieser Ausbildung werden Sie ...*

  ...

  *... wiederholen / nennen / erklären / beschreiben / anwenden / durchführen ... können!«*

## Nr. 13 Medienarbeit

- ☐ verfügbar (inklusive Zubehör)
- ☐ bekannt und trainiert (Erfahrung?)
- ☐ Ausfallreserve (vor allem Technikausfall)
- ☐ sichtbar (im Raum erkennbar und lesbar)
- ☐ Überschrift (kein Medium ohne!)
- ☐ dosieren (Vielfalt ja, Inhalte fokussieren, Vorsicht mit Effekten, Zielgruppe beachten, keine Multimedia-Show!)
- ☐ Kernbotschaften visualisiert (Lernziel!)
- ☐ maximal 3 Farben und 3 Formen
- ☐ 9er-Regel beachtet (max. 9 Zeilen mit je max. 9 Wörtern)

⚠ Medien dienen dem Transport des Lernstoffes – Inhalte stehen im Vordergrund.

## Nr. 14 Methodenarbeit

- ☐ WAS soll WIE vermittelt werden? (Zielgruppe und Lernziel beachten)
- ☐ Ziel: Handlungskompetenz (Training!)
- ☐ Methoden variieren (vorher planen!)
- ☐ harmonischer Wechsel (Überleitung!)
- ☐ Referat nicht länger als 20 Minuten
- ☐ im Unterrichtsgespräch offene Fragen (W-Fragen) stellen + aktiv zuhören
- ☐ teilnehmeraktivierend: »Lernpartner sind aktiver Teil des Lernprozesses!«
- ☐ Zeitpuffer für Aktivierung einplanen (ca. 1/3 der Gesamtzeit); z. B. Diskussion / Exkurs / Wiederholungen / praktische Übungen

## Nr. 15 Praktische Unterweisung

- ☐ 4-Stufen-Methode (Fertigkeiten / Skills):
  - V orbereiten (Testlauf durchführen, operationalisiertes Lernziel visualisieren)
  - **V ormachen** (in Echtzeit, ohne Erklärung)
  - **E rklären** (Schritt für Schritt, ausführlich)
  - **N achmachen** (exemplarisch, probieren)
  - **Ü ben** (Training bis zur sicheren Beherrschung)
- ☐ Material vollständig und funktionsbereit (inkl. Reserve; UVV und MPBetreibV beachten, vorher Lehraussagen klären)
- ☐ Lernbilanz + wechselseitiges Feedback

## Nr. 16 Gruppenarbeit

- ☐ konkreten Arbeitsauftrag stellen (arbeitsteilig vs. arbeitsgleich – kostet Zeit!)
- ☐ Gruppeneinteilung vornehmen (wer mit wem, ideal 4 – 5 Personen, Gruppendynamik nutzen)
- ☐ Raum vorbereiten (welche Gruppe arbeitet wo)
- ☐ Zeit (inkl. Zeitpuffer) für Ausarbeitung und Präsentation (Ergebnis) vorgeben
- ☐ Visualisierung nutzen (ein MUSS, nach Auftrag)
- ☐ zu nutzende Medien / Arbeitshilfen vorbereiten und anbieten
- ☐ offene Fragen klären
- ☐ Standort des Dozenten während der Ausarbeitung klären
- ☐ im Anschluss: wertschätzend auswerten!

## Nr. 17 Fallbeispieltraining

- ☐ möglichst realistisch, in Dienstkleidung (UVV / Arbeitssicherheit beachten)
- ☐ Beobachtungsaufträge verteilen
- ☐ typischer Ablauf:

  Ausbilder: Teameinteilung und Vorgabe der Situation (Einsatz von RUND / Requisiten / Alarmdepesche)

  Teamführer: Gefahrenanalyse (ACE-Schema)

  Team: Versorgung nach Prioritäten

  Teamführer: Übergabe (an NA / Klinik)

  Teamhelfer: weitere Maßnahmen schildern
- ☐ Feedback
  - Selbstreflexion der Akteure
  - Rückmeldung der Beobachter
  - Rückmeldung des Ausbilders
- ☐ offene Fragen klären und gezielte Ergänzungen geben

## Nr. 18 Beobachtungsaufträge Fallbeispiel

- ☐ Beobachtungsergebnisse visualisieren (Klemmbretter, Flipchart, Whiteboard)
- ☐ Stoppuhren bereithalten (Ausbilder / Beobachter »Zeit«)
- ☐ Beobachtungsaufträge verteilen (mind. je ein Beobachter):

  Teamführer:

  - Gefahren erkannt (erweitertes ACE-Schema)
  - NA-Indikation / Bedrohlichkeit erkannt
  - Eigen- / Fremdanamnese (vollständig erhoben – POST / SAMPLE / OPQRST)
  - Hierarchie der Maßnahmen / Vorgehen nach Algorithmus, SOP / SAA
  - Reaktion auf Veränderungen
  - Dokumentation / Übergabe

## Nr. 19 Beobachtungsaufträge Fallbeispiel

Teampartner:

- Vorbereitung erweiterter Maßnahmen
- Assistenz bei erweiterten Maßnahmen
- Hierarchie der Maßnahmen / Vorgehen nach Algorithmus, SOP / SAA
- engmaschige, vollständige und korrekte Kontrolle der Vitalfunktionen
- Unterstützung des Teamführers / Dokumentation
- Schilderung des weiteren Verlaufs und weiterer Maßnahmen

## Nr. 20 Beobachtungsaufträge Fallbeispiel

»Zeit«:

- Gesamtdauer Basisuntersuchung (diagnostischer Block)
- zeitliche Abstände Erhebung Vitalparameter (< 5 min.)
- Zeitpunkt invasive Maßnahmen / Verstöße Arbeitssicherheit und Hygiene
- Dauer Übergabe / Schilderung der weiteren Maßnahmen
- Gesamtdauer Fallbeispielbearbeitung bis Übergabe
- bei Reanimation (BLS / ALS):
  Dauer Airwaymanagement / No-Flow-Zeiten

☐ Beobachtungsnotizen im Anschluss an die Trainierenden ausgeben (Notizzettel / Fotoprotokoll)

## Nr. 21 Feedback-Regeln

Für den Feedback-Geber:

- ☐ Ich-Botschaften senden
- ☐ sachliche Beschreibung der Beobachtungen (keine Bewertung abgeben): »Ich habe beobachtet …« / »Mir ist aufgefallen …« / »Ich hatte den Eindruck …«

Für den Feedback-Nehmer:

- ☐ zuhören
- ☐ Nachfragen stellen, nicht rechtfertigen
- ☐ bedanken

⚠ Bei Bedarf Feedback-Regeln visualisieren.

## Nr. 22 Reflexion

- ☐ Selbstreflexion (ICH selbst)
- ☐ Fremdreflexion (DRITTE befragen): (Lernpartner / Auftraggeber / Co-Dozenten, Form: schriftlich / mündlich)
- ☐ kontinuierlicher Verbesserungsprozess: = Was kann ich / können wir verbessern (fachlich, dokumentarisch, organisatorisch, methodisch, rhetorisch-kommunikativ)?

↓

- ☐ Anpassung der Lehr- / Lern-Unterlagen
- ☐ Abstimmungsprozesse anschließen, insbesondere:
  - Leitung
  - Team Ausbildung (LRA / PA)
  - ÄLRD
  - ggf. auf nächster Wachbesprechung thematisieren
- ☐ ggf. Aufnahme in die Planung für (interne) Fortbildungen

## Nr. 23 Gesprächsführung

- ☐ empathische Grundhaltung: »Ich bin okay – Du bist okay!« (keine Vorurteile, sachbezogener Dialog ist beabsichtigt)
  Empfänger-Horizont ist entscheidend (nicht: »Das hast Du falsch verstanden ...!« / »So habe ich das nicht gemeint!«)
- ☐ aktiv Zuhören (neben dem Gesprächsinhalt auf die Gefühlslage des Gesprächspartners achten)
- ☐ Spiegel-Technik nutzen (dem Gesprächspartner zurückmelden, was ich inhaltlich und emotional verstanden habe)
- ☐ Ich-Botschaften verwenden (persönlichen Standpunkt deutlich machen, nicht mit Du-Botschaften oder mit »man« unpersönlich agieren)

## Nr. 24 Gesprächsleitfaden

- ☐ sachfremder, persönlicher Einstieg
- ☐ Thema / Gesprächsziel / Tagesordnung nennen
- ☐ Selbstreflexion des Gesprächspartners fördern (»Wie geht es Dir?« / »Was meinst Du zu diesem Aspekt?«)
- ☐ den eigenen Standpunkt darstellen
- ☐ Austausch / Diskussion / Aussprache
- ☐ Zielvereinbarung treffen (SMART-Kriterien anwenden)
- ☐ Ausblick / Abschluss / Dank an den Gesprächspartner

⚠ SMART-Ziele sind: Spezifisch
Messbar
Attraktiv
Realistisch
Terminiert

## Nr. 25 Einführungsgespräch

- ☐ persönliche Vorstellung aller Lernpartner (ausführlich und in Ruhe, außerhalb des Einsatzdienstes)
- ☐ Rundgang und Vorstellung der Rettungswache
- ☐ Klärung des Ausbildungsverlaufs und der gesetzlichen Vorgaben (Fehlzeiten ...)
- ☐ Organisatorisches (Dienstplan, Unterbringung, Kleidung, Verpflegung, Hygiene, Geräteeinweisungen)
- ☐ Erwartungen des Teams der Rettungswache
- ☐ Erwartungen des Auszubildenden
- ☐ Vorstellung der Ausbildungsdokumentation
- ☐ Arbeitsauftrag durch die Ausbilder
- ☐ nächste Schritte und Klärung offener Fragen

## Nr. 26 Zwischengespräch

Aus Sicht des Lernpartners:

- ☐ emotionale Lage
- ☐ erfahrene Einbindung in das Team der Rettungswache
- ☐ erlebte Handlungssicherheit

Aus Sicht der Ausbilder:

- ☐ Gesamteindruck
- ☐ Rückmeldung zur Kompetenzentwicklung (fachlich, methodisch, persönlich, sozial)
- ☐ bisher erreichte Lernziele
- ☐ nächste Ausbildungsschritte und -ziele

↓

gemeinsame Zielvereinbarung (SMART) zu den besprochenen (Verbesserungs-)Potenzialen

S+K
Stumpf+Kossendey Verlag

# Checklisten für

## Ausbildung und praktische Anleitung im Rettungsdienst

Diese kompakten Checklisten bieten sofort einsetzbare, handlungsorientierte Hilfen für die Ausbildungstätigkeit an Lehrrettungswache oder Klinik. Sie bieten prägnante Stichwortlisten und praxisbewährte Tipps für die häufigsten Situationen in der praktischen Ausbildung: Zu Ausbilderverhalten, Feedback, Gesprächsführung u.v.m. gibt es das Wichtigste auf einen Blick und zum Abhaken auf strapazierfähigen Taschenkarten!

Die Checklisten wenden sich an Praxisanleitende für Auszubildende in Gesundheitsberufen, insbesondere aber für Rettungs- und Notfallsanitäter. Aber auch alle, die die jungen Kolleginnen und Kollegen in Schule oder Praxis begleiten, können damit ihre Unterrichte, Anleitungen oder Gespräche routiniert vorbereiten und Schritt für Schritt durchführen.

ISBN 978-3-96461-043-0

www.skverlag.de